U0164813

大人照顧者

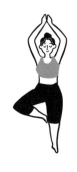

編者的話

文：陳曉蕾

「長者成日驚呢個病嗰個病，不如先防跌！」一直記得有醫生對我說，長者跌倒很容易骨折，一時間就失去自理能力，復康過程更漫長。

如果從錢看：香港每年有五、六千名長者因為跌倒而髖骨骨折，每位病人治療及復健，平均要花十萬元，換言之每年用在髖骨骨折的醫療開支高達五至六億元。如果能夠預防跌倒，這些金錢和受傷或許都可省下來。

在台北，60歲以上可以免費配老花眼鏡；在瑞典，所有長者免費送助行器，成本每個二百美元；在芬蘭，長者每天早上可以到大學體育館，有教練陪著做運動；在丹麥，75歲生日會收到社區健康

中心生日卡，中心護士會預約時間上門探訪——這些全民預防措施，成本相對少，卻能大大減少潛在的受傷風險和醫療開支。

假如讓有跌倒風險的長者在家裡裝扶手，那長者可能認為：「為什麼說我會跌倒？！才不要裝這些無謂嘢！」但如果變成一到70歲就合資格，不裝是「蝕底」，肯安裝的長者可能會大增。一個扶手，職業治療師評估大約只需數千元，卻可減少高達十萬元的醫療開支。

香港是否可行？

目錄

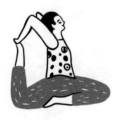

1 ｜ 跌倒風險有數計

跌一跌，長者隨時會患上「跌倒恐懼症」，由精靈好動變成宅居家中，令生活及身體質素每況愈下。

未雨綢繆，先進行簡單評估，了解長者是否屬於跌倒及骨折高危者，剖析背後潛藏問題。

STORY
「跌倒恐懼症」

76 歲的黃女士一向喜歡唱粵曲、學跳舞、學打鼓，熱衷各種社交活動，直至去年落巴士時因為路面不平跌倒，導致髖骨骨折。出院後活動能力大降，走路五分鐘已非常吃力。她因而減少外出，經常留在家中。

身體變差、活動能力下降，令很多長者跌倒後患上跌倒恐懼症，失去自信，自我形象低落；好些還會因為害怕再跌倒而長期留在家中，甚或拒絕參與社交活動。長此下去，生活質素會愈來愈差。

STORY
家人不敢接出院

張伯幾個月前跌倒入院，做了手術，也完成了復康訓練，經評估後可以回家，但他卻遲遲未能出院。未能回家，非因為身體未復元，而是妻子一直擔心在家無法妥善照顧丈夫，怕他回家後又再跌倒，認為留在醫院比較安全，每當提到出院及照顧的問題都會大發脾氣。

部份長者一旦跌倒，活動能力下降，需要不同程度上依賴別人，家中需要額外照顧者，全家都受影響。

跌倒風險自我評估

1. 最近一年曾經跌倒

   研究指，最近曾跌倒會大大增加再跌倒的風險。

   是　　否
   ◯　　◯
   1分　　0分

---

2. 走路時，需要或被建議使用枴杖或
   助行器具輔助平衡

   若醫護人員建議使用枴杖或助行器具，即代表你有
   較高的跌倒風險。

   是　　否
   ◯　　◯
   1分　　0分

---

3. 走路時，有時會感到腳步不穩

   平衡力差的徵兆。

   是　　否
   ◯　　◯
   1分　　0分

---

4. 在家裡行走時，需扶著傢俱平衡

   平衡力差的徵兆。

   是　　否
   ◯　　◯
   1分　　0分

5. 我擔心會跌倒　　　　　　　　　　　　是　　否

擔心跌倒的人會減少活動，容易因為肌力下跌而增　　○　　○

加跌倒風險。　　　　　　　　　　　　　　　1分　0分

---

6. 從座椅站起來時，需雙手輔助用力　　　　是　　否

這是下肢肌力弱的徵兆，而下肢肌力弱是導致跌倒　　○　　○

的主因之一。　　　　　　　　　　　　　　　1分　0分

---

7. 踏上石級時感到困難　　　　　　　　　　是　　否

這是下肢肌力弱的徵兆，而下肢肌力弱是導致跌倒　　○　　○

的主因之一。　　　　　　　　　　　　　　　1分　0分

---

8. 時常匆忙去廁所　　　　　　　　　　　　是　　否

匆忙去廁所（特別在夜間）會增加跌倒風險。　　　○　　○

　　　　　　　　　　　　　　　　　　　　　1分　0分

---

9. 感到腳掌麻木　　　　　　　　　　　　　是　　否

較易導致絆腳而跌倒。　　　　　　　　　　　　○　　○

　　　　　　　　　　　　　　　　　　　　　1分　0分

10. 服食的藥物有時會令我感到頭昏
眼花或比平常疲倦

是　否

○　○

1分　0分

藥物副作用有時會增加跌倒風險。

---

11. 有服食幫助睡眠或改善情緒的藥物

是　否

○　○

1分　0分

藥物副作用有時會增加跌倒風險。

---

12. 時常感到情緒低落或抑鬱

是　否

○　○

1分　0分

抑鬱徵狀（例如時常感到疲倦及行動遲緩）
會增加跌倒風險。

根據香港中文大學賽馬會骨質疏鬆預防及治療中心
提供的評估初步檢視，若總分是四分或以上，就代
表有跌倒風險，要及早正視和求助。

評估日期　　　　　　　　評估分數

注意事項

骨質密度檢查

雙能量 X 光吸收測量儀
DXA (Dual-energy X-ray Absorptiometry)

能快捷、安全地量度出腰椎及股骨頸的骨質密度，是世界衞生組織唯一認可的檢查方法。只需躺在儀器上十分鐘，便會得知結果（T- 值）：

-1：骨質密度正常

-1 至 -2.5：骨質密度偏低

少於 -2.5：骨質疏鬆

若骨質密度 T- 值少於 -2.5，代表已患有骨質疏鬆症，應請醫生建議治療方案。

綜合性髖骨骨折自我風險評估

（FRAX + SARC-F）

香港中文大學賽馬會骨質疏鬆預防及治療中心結合現有的「未來十年骨折風險評估（FRAX）」及「少肌症風險評估（SARC-F）」制訂綜合性髖骨骨折自我風險評估。對比起單一使用 FRAX 或 SARC-F，綜合性髖骨骨折自我風險評估只需兩分鐘完成，可識別出八成髖骨骨折高風險者。

四份三香港長者曾跌倒

衛生署於 2021 年發表《二零一八年非故意損傷統計調查報告書》，報告顯示 65 歲及以上長者的損傷事件中，有 74.5% 為跌倒。整體而言，女性因跌倒而受傷的比例為 47.1%，較男性的 31% 高。

調查又指出，長者因跌倒而經歷損傷事件的百份比隨著年齡增長而上升：由 65 歲至 69 歲長者的 59.8%，上升至 70 歲至 74 歲長者的 64.4%，及 75 歲或以上長者的 88.6%。

香港社區組織協會與香港物理治療師協會於 2018 年進行基層長者跌倒風險調查，以人口比例估算，全港有 20 萬長者有顯著跌倒風險；10 萬長者有多次跌倒顯著風險，當中超過九成患長期病，

三成半長者患有高跌倒風險疾病，如骨質疏鬆及關節炎。

此外，香港中文大學在 2018 年發表的研究指出，長者在兩米以下低處（床、椅、梯級等）跌倒受傷個案，十年間由 42 宗升至 222 宗。在 55 歲至 70 歲的個案中，三成三人曾在低處跌倒，死亡率達 7.5%；至於 70 歲以上的長者，近七成曾經跌倒，因此而死亡的比率更升至 17.6%。

有什麼方法可預防跌倒？家中長者又是否跌倒的高風險一群？

點解會跌倒？

個人因素

1. 視力衰退

視覺敏銳度與對比敏感度下降，難以察覺環境中存在的物件，行走時容易被四周的物件絆倒。

2. 平衡力下降

身體需要不同感官提供資訊，才能偵測並校正平衡。當人四處走動時，內耳系統負責調節平衡，一旦人體脫離平衡狀態，就會發出信號至神經肌肉系統，透過翻正反射確保不會跌倒。隨著年紀增長，長者的感官機能退化，調節平衡的能力下降，跌倒的風險因而提高。

3. 少肌症

　　高跌倒風險疾病患者容易感到疲勞，步行速度變慢、肌肉力量減弱、身體平衡力和體重下降，影響行走時的穩定及協調性，增加跌倒風險。

4. 骨質疏鬆

　　高跌倒風險疾病患者會出現駝背、背部彎曲、身高變矮等徵狀。駝背和背部彎曲會令患者行走時難以完全伸展髖部和膝蓋，加上身體前傾，令平衡力更差，更易跌倒。

5. 受其他疾病或藥物影響

　　疾病會影響長者的手腳協調及平衡。有研究指出同時使用四種或以上藥物，身體的血壓及血糖可能變得不穩定而引起暈眩，增加跌倒風險。

外在因素

1. 家居環境不便

例如地面凹凸不平、通道狹窄、地上放滿雜物。若家居燈光昏暗，更易被雜物絆倒。

2. 危險的生活習慣及行為

例如穿過長、不合適的衣服和鞋襪；高估自己能力，跂高在櫃頂位置取物品。

3. 穿著不合適鞋類

例如所穿鞋子太大，會出現拖行，容易絆倒。不防滑的鞋亦容易導致滑倒。

香港中文大學矯形外科及創傷學系榮休教授梁國穗一直在社區推廣防跌教育。他指長者跌倒原因有很多：「台北送老花眼鏡，是眼的問題。」長者視力衰退，視覺敏銳度與對比敏感度下降，會難以察覺環境中存在的物件，行走時容易被四周的物件絆倒。在較暗的地方，這種情況更為嚴重。

　　除了視力問題，「長者年紀大，愈來愈瘦，肌肉流失，除了骨不好，肌肉也不好，這些長者很容易跌倒。」梁國穗又說：「加上可能有其他病，例如中風、柏金遜，都令長者容易跌倒。」

　　與長者身體狀況有關的，都是內在因素。長者跌倒除了因為內在因素，還有外在因素。

「我們經常推廣怎樣放好雜物,注意家居安全。」浴室和廚房地面濕滑,是跌倒最高危的地方。地上的抹布、地布同樣是高危物,容易絆倒長者。

梁國穗在社區開辦講座時,曾經送過不同的預防跌倒工具給長者:「我們送過一些夜光燈,老人家晚上去洗手間是很大的問題。」長者因夜間上廁所而跌倒的個案很多,他坦言:「有時也要現實一點,可能要用成人尿片。」

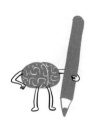

被照顧者曾如何跌倒？

避免的方法

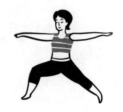

2 ｜ 行得好 唔易跌

吳女士今年 73 歲，年輕時曾經跌倒令椎骨骨折，一提跌倒她就感到不安：「我很驚，因為我媽媽就是這樣，我不想學她一樣。」吳女士的媽媽跌倒後髖骨骨折，手術後臥床三年半才離世，「我仔女很乖，我不想這樣。」

家族有骨折病歷者，比一般人有較高的骨折風險，吳女士試過很多方法，希望改善體質，減少跌倒、骨折的可能性，水療、各種運動都試過，但一直未見成效。做了很多嘗試，卻感覺不到自己的身體機能和活動能力有所改善，令她非常沮喪。

一些助行工具，可幫助長者減低跌倒風險。

使用合適的助行器具，能改善長者的活動能力和預防跌倒。為確保正確選擇及使用，宜先由物理治療師評估長者的活動能力、病情、環境及體型等因素，經指導後才購買使用。

枴杖可以為使用者提供多一個支撐點，增加步行穩定性；亦可作為警示，減少其他人與使用者發生碰撞。

1. 助行架

常見有四腳助行器及車輪式助行器，體積較大，非常穩固，可提高使用者步行的穩定性及活動能力，適合體弱、平衡力欠佳人士。

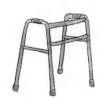

四腳助行器　$270-$680

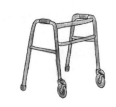

車輪式助行器　$420-$980

2. 枴杖

主要分為腋下及前臂式,減少步行時下肢負重。應視乎身高,選擇不同長度的枴杖。

腋下枴杖以腋窩與手部作兩點支撐;前臂枴杖以前臂與手部兩點支撐來固定上肢。

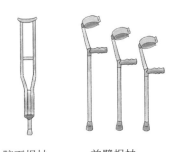

腋下枴杖
$148-$486

前臂枴杖
$170-$2,680

3. 手杖

常見有單柺、三腳柺及四腳柺，與地面的接觸點愈多，在平地使用有愈高穩定度，但較難在樓梯或不平坦的路上使用。部份手杖可調校長度或因應需要改為左手把持。

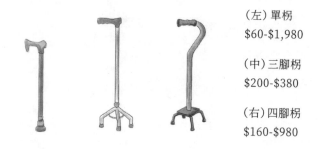

（左)單柺
$60-$1,980

(中)三腳柺
$200-$380

(右)四腳柺
$160-$980

4. 智能手杖

一般智能手杖都設有跌倒警報及照明功能，不同品牌會加入額外功能，例如來電震動、收音機、照明燈、雨傘等，部份需要照顧者配合手機應用程式使用。

其他防跌產品

1. 負重運動儀

　　透過高頻率低振幅的全身振動刺激，提升肌肉力量、預防及改善骨質疏鬆、改善身體血液循環。振幅溫和，適合長者及一些不宜做負重運動的人士，但不適合癌症患者及使用心臟起搏器人士。

使用方法：每日 20 分鐘，建議
每周用三天，持續使用一年

價錢：$28,800

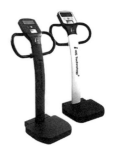

2. 防跌鞋

分析近 500 位香港長者足形測量數據,並參考人類足部 18 個結構標記設計而成。除了防滑,鞋的結構、重量、鞋跟高度及鞋底密度都經特別設計,能提升足部穩定性,讓身體重心適度分佈,達至平衡。

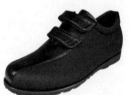

使用方法:每日穿著

價錢: $600-$900 (視乎款式)

3. 髖關節保護褲

　　分為保護褲及保護墊兩部份，保護褲附有特別設計，左右兩旁有兩個袋子裝保護墊，可緩衝跌倒對髖關節的撞擊力，減低骨折機率。只有四個尺碼。夏天穿著貼身保護褲或會不舒適。

使用方法：每日穿著

價錢：約 $350

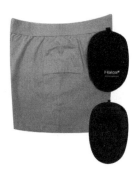

4. 髖關節保護器

　　如腰帶一樣繫於腰間，保護器上設有安全氣袋裝置，包括微型感應器、充氣儀器和安全氣袋。當感應器探測到使用者倒下，充氣儀器會在 0.3 秒內展開安全氣袋，可緩衝跌倒對髖關節的撞擊力，減低骨折機率。設計具彈性，可調校大小，適合任何人士穿戴。

使用方法：每日穿著

價錢：約 $6,000

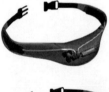

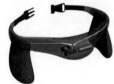

* 以上價錢綜合自八間醫療用品公司（真善美、樂康軒、三星、盈康、安居通、鉑康、文化村、好好生活），只供參考

九個貼士選對好鞋子

　　每個人雙腳都不一樣，穿錯鞋會增加跌倒的風險。但怎樣才算是一雙好鞋子？義肢矯型師黃家豪說，某些腳型不一定適合穿特定種類的鞋，雖然鞋的性能好，卻未必合腳。選鞋大方向應為保護腳部，避免變形及勞損。

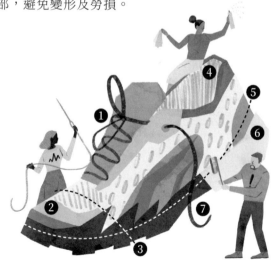

1. 繫穩裝置

須有鞋帶或貼帶固定雙腳，鞋帶不應有彈性，應像安全帶固定腳部。

2. 前掌部位置

可屈曲，因腳掌前半部多為長骨，活動幅度大，需要做到靈活動作。

3. 闊度

盡可能貼腳，如腳過瘦而鞋過闊，容易因磨擦而長雞眼。

4. 鞋筒

　　繫上鞋帶的高筒鞋可走得更穩定，對下肢較弱者有額外幫助，也可在登山時穿。

5. 長度

　　鞋頭應留一個手指位的活動空間。

6. 鞋跟

　　後跟杯須挺身、堅固、抗屈曲，行動或站立時可穩住腳，保護足部。高度介乎一吋至一吋半為佳。

7. 鞋底

　　軟硬適中，可穩定雙腳，前方宜軟、後方宜堅挺，軟的物料同時可置於外側作吸震用。坑紋愈深愈防滑。

8. 重量

　　非首要考慮，最佳為保護性高而重量輕，黃家豪指：「容易跌倒的話，選擇相對重的鞋，較保護到腳部後面位置。」

9. 物料

　　不宜過度柔軟，否則難以保護腳部，有腳患人士則不宜選擇過硬的鞋。若腳部大小早晚差別大，甚至足部變形，建議穿拉架（lycra）鞋，彈性強而貼腳。

幾時要換鞋？

1. 鞋底坑紋磨蝕，變得光滑。

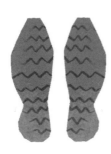

2. 鞋子放在地上，從後方看並非垂直，明顯歪向
   一邊。

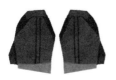

鞋子陷阱

1. 平底女裝鞋

- 底部不夠堅挺，穩定性低。

- 繫穩裝置少，容易令腳趾壓力過大，腳部不斷衝前摩擦，導致雞眼、厚繭等問題。

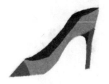

2. 高跟鞋

- 鞋跟高於兩吋，加上繫穩裝置少，會使腳趾受壓，不建議長時間穿著。

插畫：Sheung Wong

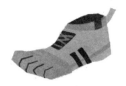

3. 赤足鞋

- 可鍛煉肌肉，惟長期穿著活動容易過勞，建議在訓練時短時間使用。

- 保護性較低，不適合肌力較弱者。

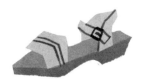

4. 涼鞋

- 難以保護腳跟，有可能導致跌倒。

曾經使用的產品

購買地方及價錢

效果

曾經使用的產品

購買地方及價錢

效果

曾經使用的產品

購買地方及價錢

效果

曾經使用的產品

購買地方及價錢

效果

未來可嘗試的防跌產品

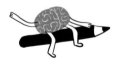

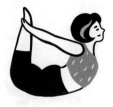

3 ｜ 樂齡科技防跌倒

近年愈來愈多本地科技公司積極研發防跌產品，香港社會服務聯會總主任（長者服務）司徒偉珠表示：「長者跌倒一直是安老事務的重要議題，但不少長者都是跌倒後才知道要防跌。」因此社聯在 2021 樂齡科技展劃出「跌倒預防及偵測主題館」，希望能讓業界和照顧者重視跌倒風險，及早預防。

防跌科技原理

防跌科技可分作兩大類，分別是預防跌倒以及偵測跌倒行為。科技園公司「健康老齡化平台」經理 Jessica Lam 在樂齡科技展講解了目前常見的防跌科技。

預防跌倒

1. 加速傳感器	
產品例子	跌倒檢測系統
原理	測試者須進行指定動作，系統會收集和分析人體的三維數據，計算出測試者的跌倒風險。
優點	▪ 操作容易，幾分鐘就可完成一個測試 ▪ 提供客觀的數據分析
缺點	▪ 須做出指定動作，體弱長者未必合用

2. 陀螺儀及電子羅盤

產品例子	穿戴式感測器
原理	每分鐘可以提供多達 48,000 個活動數據，為醫護人員和照顧者提供實時數據。
優點	▪ 當偵測到一些異常動作，例如躺臥變為坐著，裝置就會發出預警 ▪ 照顧者可在意外發生前，防止長者作出可能跌倒的動作
缺點	▪ 部份長者未必願意佩戴這些傳感器 ▪ 需要定期充電

偵測跌倒行為

1. 加速傳感器和陀螺儀	
產品例子	Apple Watch 的跌倒偵測功能
原理	偵測突如其來的加速，或方向改變等的跌倒訊號。
優點	• 如長者已有智能電話或手錶，就不用特地額外購買器材
缺點	• 長者需手持智能電話或佩戴智能手錶，才能夠偵測跌倒情況 • 準確度一般較低

2. 壓力傳感器	
產品例子	壓力墊
原理	透過壓力傳感器偵測長者是不是在床上或輪椅上，有沒有壓力改變情況。
優點	▪ 容易安裝 ▪ 使用簡單
缺點	▪ 不能偵測用戶及其姿勢 ▪ 偵測範圍有限 ▪ 不能應用在氣壓床和減壓床

3. 近接傳感器

產品例子	離床及跌倒監測系統
原理	透過發射電磁場或電磁輻射束，觀察電磁場訊號返回的變化，在毋須接觸人體的情況下偵測人體的移動。
優點	▪ 容易安裝 ▪ 使用簡單 ▪ 可應用在不同種類的床，包括氣墊床和減壓床
缺點	▪ 不能偵測用戶及其姿勢 ▪ 偵測範圍有限

4. 溫度和紅外線傳感器	
產品例子	床邊紅外線監察系統
原理	透過接收、探測來自環境的紅外線輻射,偵測人體的移動。
優點	• 操作容易 • 非影像的感測方式可保障長者私隱
缺點	• 經常有誤報情況 • 偵測範圍有限

5. 雷達	
產品例子	離床及跌倒監測系統
原理	透過毫米波雷達準確計算距離、速度和角度，達致定位和用戶追蹤，從而偵測用戶的姿勢和跌倒的狀況。
優點	▪ 可以圓點、公仔或圖案顯示長者的姿勢或跌倒情況，保障私隱 ▪ 適用於室內、外，不受光照或溫度影響 ▪ 無線電波對人體無害
缺點	▪ 較易受金屬、鏡和玻璃影響準確性 ▪ 價格較高

6. 光學雷達	
產品例子	床邊監控系統
原理	向指定物體發射雷射激光後，感測器會收集這些物體所反射的雷射激光，從而分析人體姿態。
優點	▪ 可以圖案顯示長者的姿勢或跌倒情況，保障私隱 ▪ 可應用在濕氣很重的地方，例如浴室 ▪ 可以反映使用者的即時情況
缺點	▪ 價格較高 ▪ 安裝角度有限

7. 超寬頻	
產品例子	無接觸生命徵象監視感應器
原理	透過發射一些極短密波的訊號,分析不同裝置接收這些訊號的時間,計算出物件的距離和動作,從而偵測長者有沒有跌倒。
優點	▪ 以圖案顯示長者的姿勢或跌倒情況,保障私隱 ▪ 可搭配其他裝置一起使用 ▪ 用電量較低
缺點	▪ 容易受到干擾,例如院舍的床附近的窗簾,或者浴室的浴簾均可能對系統作出干擾 ▪ 有可能出現影像延遲情況

防跌產品

識別跌倒風險，以及針對長者情況訓練平衡力和肌力，是預防跌倒的兩大方法。在風險評估方面，可透過分析人體動作，了解步姿、肌力及平衡力的情況，從而判斷跌倒風險。至於訓練則是結合遊戲，增強重心控制和平衡力，系統也會記錄和分析長者的訓練進度。

在跌倒預防及偵測主題館內，最受歡迎的就是評估平衡力的裝置。司徒偉珠表示：「平日要長者見醫生做評估，他們往往認為過程繁複，但透過遊戲，可吸引他們做簡單測試和訓練。」

1. 防跌風險評估系統

▪ 步固智能防跌系統

採用微型加速感測器,配合應用程式,收集和分析人體的三維動作。此系統原為院舍而設,近期已推出家居版。只需一條腰帶及手機應用程式,照顧者便可在家為長者測試其平衡力和重心轉移。程式會自動記錄用戶數據,並即時對比該年齡層的平均結果。

▪「智家護」居家安全系統

一套七個居家智能感應器,可安裝在家居各處,包括客廳、睡房、廁所、大門等,讓照顧者以手機應用程式全天候 24 小時掌握長者的日常作息習慣,例如有否頻繁如廁、長時間在客廳坐著,並探測各種疾病、情緒問題、中風及跌倒前可能出現的異常行為。

2. 平衡力訓練系統

　　大部份產品均是寓平衡力訓練於遊戲中，部份產品會同時記錄長者的平衡能力、腳掌受力、重心移動方向等，為長者提供詳細報告。訓練完結後，部份系統會製作個人評估及訓練進度報告，長者可即時與測試結果進行對比。

　　有些產品專門為柏金遜長者而設，透過在鞋子加入投射器或壓力感測器，為患者提供聽覺或視覺提示，減少步態凍結頻率和跌倒機會。系統亦可以記錄患者步態凍結的時間和頻率，讓醫生評估治療方案。

3. 偵測跌倒產品

防跌固然重要，但當長者真的跌倒，即時的偵測可令照顧者馬上處理意外，避免長者跌倒後失救。

▪ 雷達感測離床及跌倒監測系統

透過雷達技術，監測用戶離床及跌倒狀況，配合人工智能運算，可實時分析出用戶的位置、移動速度及方向，從而偵測及識別各種危險動作，包括離床及跌倒。當偵測出用戶跌倒、在不尋常時間離床或打鬥時，系統便會發出警報。

▪ 人工智能跌倒監測

透過 CCTV 偵測系統，實時監測用戶的動作、家居環境。配合人工智能分析，當偵測到長者跌倒後會通知照顧者。而為保障長者私隱，系統一般不會儲存影像，並會將影像中的人像自動模糊化。

▪ 紅外線傳感床邊監測系統

部份產品能夠偵測長者在床上的動作，如站在床上、發抖等，當發現動作出現異常，會透過手機應用程式通知照顧者。應用程式會以 3D 圖像顯示用戶的身體姿勢和動作，面部、衣著等身份識別物則不會顯示。

也有產品利用遠紅外線感應熱成像技術，透過偵測長者的體溫分佈，判斷睡眠狀況。當偵測到長者離床，系統會發出聲音及圖示警報，同時將警報

發送至手機通知照顧者。

▪ **出行輔助工具**

　　有枴杖傘內設跌倒警報器，偵測到長者跌倒時會自動響警報，有需要時可按下安全紅色警報燈，不停閃爍以引起注意，確保路上安全。另外還有前置照明燈，以及內置收音機、音樂播放器。

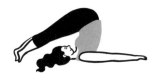

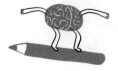

4 ｜ 家居安全陷阱

香港社區組織協會與香港物理治療師協會進行的基
層長者跌倒風險調查發現，有四成多長者曾於家中
跌倒，是最常發生跌倒意外的地方。但只有 9% 高
風險長者曾進行家居改裝，如加裝浴室扶手、防滑
設施及防跌欄杆。

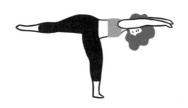

十個常見陷阱及應對建議

1. 地板濕滑

濕滑地方可多用抽濕機、在地板貼上防滑膠帶或改用防滑塗層地板、在容易積水的地方加裝扶手。

2. 洗手間沒有輔助裝置協助起身

安裝扶手。

3. 門檻太高

調低或移除門檻、在門檻貼上鮮艷和顏色對比強烈的膠紙或塗漆,以提醒小心門檻。

4. 座椅及傢俱太高或太低

選擇高度合適的座椅及傢俱,椅子高度應為坐著時雙腳能平放地上,避免有輪子的座椅,最好有扶手及靠背以助站起來。

5. 光線昏暗

走廊可安裝通道夜明燈或床頭燈。

6. 使用舊衫作地氈,易跌腳

改用防滑地氈,注意地氈顏色應與牆壁形成對比,圖案不應過於花巧,以免造成視覺混亂,影響平衡。

7. 地氈霉爛易絆倒

改用防滑地氈,並定期保養。

8. 家居太多雜物,阻塞通道

維持通道暢通,移除影響步行安全的障礙物,
如清理雜物及垃圾,沿牆收藏電線。

9. 站在摺凳或有轆椅上取物

日常物品應放在肩至腰之間的高度,以便安全
提取。不常用的物品應整齊和穩固地存放在較
低的地方,若存放在較高的地方,應用穩固腳
踏取物或請他人幫忙。

10. 地板或地磚破爛

修補凹凸不平的地板,確保地面平坦。

友善家居自我評估

　　香港基督教女青年會就長者友善家居設計了一份自我評估問卷，按照客廳、廁所、睡房及廚房的佈置回答 30 條問題，以初步了解家居是否符合長者友善設計。

0 至 12 分	家居未符合長者友善設計
13 至 17 分	只有少部份家居設施符合長者友善設計，長者在家中自我照顧會遇到一定程度困難
18 至 24 分	大致能達到長者友善設計，但仍然有進步空間
25 至 26 分	傢俱與輔助器具已能配合長者需要

測試日期　　　　　　　　測試分數

家中潛在的跌倒風險

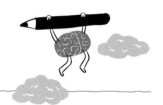

解决方案及效果

家居防跌用品

1. 防滑產品

要預防長者因地面濕滑而跌倒,照顧者可視乎情況更換防滑地磚,若不打算進行大型改裝工程,也可考慮選用防滑地墊、防滑劑或防滑貼。

防滑地磚

理想的防滑地磚，應在不論乾濕的情況下均能防止滑倒。選購時須留意防滑系數，根據德國標準（DIN Standard Ramp Testing），防滑系數分為 R9 至 R13 五個等級，R9 防滑程度最低。以浴室為例，所使用的地磚防滑系數須大於 R9。就地磚種類而言，瓷磚、木紋磚及水泥地板的防滑度較高。

使用方法	拆除原來的瓷磚，重新鋪設防滑地磚。若需更換整個浴室的地磚，一般會找裝修公司處理。由於涉及較大型工程，需時約一至兩星期。
價錢	瓷磚　　　$80-$160 / 呎（連鋪工） 木紋磚　　$70-$160 / 呎（連鋪工） 水泥地板　$70 / 呎（連鋪工）

* 價錢只供參考，實際價格視乎施工面積大小、地磚產地等而有所不同

防滑地墊

宜選擇表面有較深刻花紋或粗糙平面的防滑墊,以增加腳底與防滑墊的摩擦力。防滑墊吸盤須富彈性及平均分佈於底部。另須定期檢查防滑功能有否減弱,或地墊邊緣有否蜷曲變形,如有以上情況,就要盡快更換。

使用方法	放置防滑墊前,先要確保地面清潔。放置後要用力按壓表面,確保吸盤有效吸附地面。消委會建議,如發現新買的防滑墊有明顯摺痕,可先浸暖水,或以重物壓至平整再使用。此外,每次沐浴後要掛起防滑墊待自然風乾,並須定期沖洗,以防肥皂泡殘餘或霉菌滋生,影響防滑效能。
價錢	$50-$450 / 塊

防滑劑

塗抹防滑劑後，地板表面會形成微米等級的凹槽結構，產生類似吸盤的作用，從而增加地板的表面摩擦力，達至防滑效果。

使用方法	擦乾及清潔地板後，可將防滑劑噴在地磚上，然後用刷子塗抹磁磚。10 至 15 分鐘後以大量清水沖洗乾淨，即可在地板上形成防滑鍍膜。
價錢	$280-$430 / 支

防滑貼

表面有防滑塗料的防滑貼具黏性,方便黏貼於浴室地板。而且有不同款式和尺寸,如條狀、圓形及方形,部份更印有圖案,可按個人喜好及浴室環境自由搭配。

使用方法	擦乾及清潔地板後,除去防滑貼的背膠,便可將之黏於地板上。貼上貼片後,至少四小時內不能接觸水氣,以免貼片翻起。
價錢	$1.6-$20 / 個

2. 扶手

針對不同需要，可選用不同材質和種類的扶手。

三種材質：

1. 不銹鋼

價格便宜，較常使用，但有可能會滑手，觸感較冰冷。冬天時較容易出現靜電，有時會同時裝上水線。

2. 尼龍

一般建議使用，較不易滑手。若顏色與牆壁相近，可以在頭尾兩端包裹顏色膠紙。

3. 木質

價格較高，外觀較佳，觸感也較好。

不同種類：

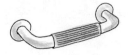

1. I 型固定扶手

直立或橫向設置在浴廁的牆面，提供使用浴廁時必要的抓握與保護，不建議打斜安裝。

價錢：不銹鋼 $120-$900

　　　木質 $300-$750

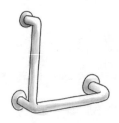

2. L 型固定扶手

常見於無障礙廁所座廁旁，需要較大空間安裝。

價錢：$240-$1,440

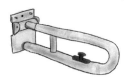

3. 摺合式扶手

若沒有牆壁或空間安裝固定扶手,可改用摺合
式。扶手可視乎情況上下移動、收納,節省空
間,部份附有安全鎖。

價錢:$1,050-$2,100

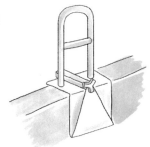

4. 活動式浴缸扶手

可以靈活地安裝及拆除,以旋轉螺絲鎖緊扶手
於浴缸邊緣;可隨時更改位置。

價錢:$180-$800

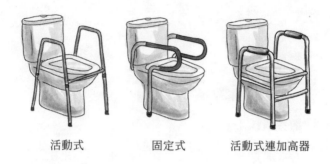

活動式　　　　固定式　　　活動式連加高器

5. 座廁扶手

為下肢較無力人士提供支撐，協助起身。固定式座廁扶手要鑲在座廁上；活動式座廁扶手有四隻腳，放在座廁上即可。加高器則方便曾髖骨骨折人士使用。

價錢：活動式 $420-$1,080

　　　固定式 $500-$950

　　　活動式連加高器 $680-$1,200

　　　固定式連加高器 $650

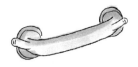

6. 吸盤扶手

必須在光滑磚牆上使用，負重可達 150 磅，但
吸力有限，每次使用前應先檢查是否穩固。

價錢：$176-$490

* 以上價錢綜合自 11 間醫療用品公司（包括：樂康軒、三星、盈康、好好
生活、女青安居通、心健站、真善美、Aidapt、鉑康、文化村、關愛醫護）
及職業治療師提供的資料

加裝扶手注意事項

浴室濕滑特別容易跌倒，香港長者復康服務註冊職業治療師劉志豪坦言安裝扶手成本不高、也容易做到，是有效預防家居意外的方法。但扶手有很多種，應該怎選擇、怎安裝呢？劉志豪指要先考慮使用者身體狀況及浴室空間，同時提醒扶手「貴精不貴多」。

劉志豪建議改裝前應找職業治療師做家居評估，避免扶手裝錯位置，失卻用處，甚至造成危險。「若然曾受傷入院，可請醫院安排社區治療師。」他指有需要的公屋住戶經職業治療師推薦，可由房委會及房協代為支付改裝費用。

扶手有不同類型、長度及粗度，劉志豪強調選擇扶手主要考慮使用者狀況。「手掌大小和抓握力等，都會影響扶手的選擇。」使用扶手時，手掌應剛好能包裹扶手。而在狹小空間安裝太多扶手並非好事，浴室內的雜物擺放亦需要列入考慮範圍。

　　座廁旁、淋浴或浸浴處及入口都可安裝扶手，方便起身、坐下，或走動時作支撐，大前提是「使用者毋須伸直手已能觸及，方便發力」。

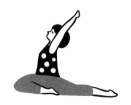

建議安裝流程

1. 聯絡職業治療師

2. 進行家居評估

填寫家居環境評估表，記錄門、廁所、浴缸尺寸等資料。職業治療師會上門家訪，了解長者情況，與照顧者面談及視察環境，提供簡單的報告及建議。

3. 安裝扶手

由職業治療師安排師傅上門安裝。

4. 完工檢測

安裝後，職業治療師會上門檢查，講解使用、保養及維修上的注意事項，例如不要將扶手當成毛巾架、扶手鬆甩要暫停使用等。部份非政府組織會提供定期檢查。

大人健康課：
慳錢防跌有得做
家居改裝貼士大全

影片：

注意事項

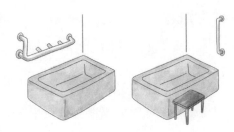

1. 在哪裡安裝扶手？

並無固定標準，以便利使用者為主。常見位置包括座廁旁、浸浴處，以及浸浴處入口。

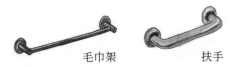

毛巾架　　　　扶手

2. 扶手不是毛巾架

不少人會選擇自行購買扶手回家安裝，但很多時候可能會買錯毛巾架，劉志豪指要分辨兩者並不困難：扶手直徑一致、不會有接駁位；毛巾架有不同直徑，部份或有接駁位。

職業治療師家居評估服務

　　透過家居評估，職業治療師會根據長者生活上遇到的困難和身體情況，如身體功能、感官能力等，預計長者的身體功能退化程度，以提供長遠及針對性的家居改裝建議。以下是提供上門家居評估服務的機構和收費。

1. 房協長者安居資源中心

為有需要的長者及護老者提供家居改善建議，費用全
免。諮詢範疇包括：如何配合長者需要改善家居，以
及長者友善產品的購買資料。

電話：2839 2882

2. 明愛賽馬會照顧者資源及支援中心

由中心社工轉介後，可使用職業治療師到戶評估服務，
內容包括家居環境評估及改裝建議。收費如下：

領取綜援人士：每小時 \$350

非領綜援人士：首次每小時 \$700、其後每小時 \$400

電話：3892 0100

3. 香港理工大學康復治療診所

職業治療師會實地了解長者的居住環境，提出改善家居設施建議，亦會了解照顧者遇到的困難，提供照顧技巧建議及輔導。每小時收費 $2,200。

電話：2766 6723

4. 工程及醫療義務工作協會

評估起居環境後，職業治療師會根據患者的需要，建議環境改善方案。服務需要經醫生、護士、治療師或社工轉介。首次到戶評估收費 $100，跟進服務收費另議。

電話：2776 8569

5. 香港認知障礙症協會

由職業治療師評估患者家居，並提供家居環境改善建議。家居評估收費 $850。申請服務時須提供醫生證明。

電話：2439 9095

6. Eden Home

由職業治療師提供上門家居評估服務，根據長者身體機能狀況和家居環境提出改善建議，並代購和指導使用合適復康器材。每次收費約 $1,500，偏遠地區、家居面積偏大、房屋署物業或須額外收費。

電話：3163 7575

WhatsApp：6646 6066

7. 文化村

如涉及較簡單家居改裝，例如安裝扶手、防滑墊，可安排職業治療助理上門評估及提出改裝建議，費用全免。如需進行全屋安全評估，可安排職業治療師上門評估，職業治療師會撰寫報告，指出家居安全隱患，並提供家居空間改裝及增設輔助傢俱的建議，每次收費約 $1,600，實際價錢視乎個案情況。

電話：2780 3882

曾經使用的防跌用品

購買地方及價錢

效果

曾經使用的防跌用品

購買地方及價錢

效果

曾經使用的防跌用品

購買地方及價錢

效果

曾經使用的防跌用品

購買地方及價錢

效果

未來可嘗試的家居防跌用品

心得

5 ｜ 五十後理想家居

不一定要待身體出現問題，才急於改裝家居以防跌倒。踏入 50 歲，開始人生下半場，可及早打造安全而舒適的夢想家居。

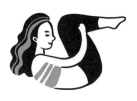

STORY
為未來改裝的家

立法會前秘書長吳文華對經「改裝」的新家十分滿意:「我有一天早上半睡半醒,突然想:『啊,我現在覺得好舒服!好開心!究竟我在哪?』那一刻我已知道自己在家,張開眼,原來我真的在家。你想想那感覺幾緊要!」

吳文華是退休人士網上平台 We60 的創辦人,五十多歲時就開始構思新家:「辦網頁時接觸了好多家居和長者研究,多看看就開始想,退休後的生活方式會很不一樣。」65 歲那年正式把家居大改造,花了 80 萬元,除了為自己的未來,也為了方便媽媽隨時入住:「我將構思告訴設計師時,第一句就說:這是準備給八十幾歲的人住的家,一定要

想想如何方便年紀大的人。」

大家族小社區

　　吳文華年輕時買下位於黃埔的單位，因為社區配套不錯，決定讓媽媽搬進同一個屋苑，後來弟弟和女兒也搬到附近，二十多年來都是家族大本營。「這兒有很多不同服務，小朋友興趣班、老人家的班組都好多，不同組群都覺得宜居。配套也不錯，我間中可以游水、學音樂，到超級市場不需淋雨，有電梯，我買東西可以推車回家，並不費力。」 她為了方便上班，搬到港島十多年，退休搬回來，才進行家居大裝修，自己可以照顧媽媽之餘，也有女兒照應。「家庭聯繫密切得多，大家互相幫助，有歸屬感。女兒在附近，婆婆有什麼事，她都會關心。」

　　吳文華的媽媽八十多歲，健康情況可以獨居，就住在對面的大廈，是日本人喜歡說的「一碗湯的距離」：帶食物過去也還是熱的。她可以隨時探望媽媽，又有自己的空間。「父母一輩始終不喜歡離開原先的社區，像我媽媽每天都要去公園晨運，有一班朋友姐妹，不會肯突然搬去港島，所以我搬回來。我走過去不用三分鐘，媽媽每天都打電話來：『今日來不來吃飯呀？』大家近一點，安心一點。」

　　爸爸離世前，吳文華曾經想改裝家居，媽媽卻十分抗拒。「她說：『不要碰我的東西』。她自覺仍然可以用浴缸洗澡，亦不接受裝扶手。我這單位就作好準備，平時請她來坐坐，有機會習慣，一旦有需要，就可搬來住。」

屋企不要像醫院

在六百多呎的房子裡，所有可以拆的牆都幾乎拆走了，減少間隔，兩房兩廳兩廁，空間寬闊，燈光柔和。大部份傢俱是木製的，掛上油畫，天花的古董燈是六十年代德國製造，感覺古雅。吳文華打趣道，現今人人說壽命有百二歲，好命的話，說不定還有五、六十年要待在這屋子裡，一定要打造舒適的家，好好預備未來。「讓人覺得開心好緊要，千萬不要裝修到好像醫院，很多人覺得長者屋像醫院，很慘，心情不好，未老先衰！」

她的設計有很多巧思，例如主人房旁邊的小房間，特地為未來的照顧者而設，現時兩房以木牆相隔，將來可打通，方便出入。「照顧的人可以有門直接入來，或者中間可以有道簾，變相大家有各自

空間，但照顧者會聽見聲音。」

有些設計也考慮到未來，像衣櫃未來有需要時會安裝電動升降系統。「市面上這方面貨品很少，或者需要用手拉，我力氣不夠。現在較耐用的科技多來自歐洲，安裝後有什麼問題只可以換新的，不能修理，過多十年、八年，科技可能好一點時再安裝。」吳文華說行得走得時，就要安排好行動不便時的需要：「沒有一個人知道自己何時要坐輪椅，分分鐘明天突然有事。我和房子都準備好，可以立即應對，加上我知道東西在哪，不需要再重新掌握和適應。」

在家拾回興趣

受訪時，房子只有吳文華一個人住，她很喜歡待在新家：「我們五六十年代出生的一代喜歡自由，不喜歡跟子女住。這裡除了居住，還可以工作、娛樂。」 她喜歡煮食，廚房有大櫃和大冰箱儲存湯料、零食、乾貨、調味，小士多似的；焗爐也有兩個，分別有微波爐、蒸爐功能；還有洗碗機。她不時邀請朋友來家裡吃飯，老朋友更會留宿。「每一年舊同學聚會，我們都會聚集在香港，有同學會來住，這兒就好像宿舍，好好玩。」

　　退休後她陸續發掘新興趣，包括學打鼓，同學都是五、六歲的小朋友，「自己感覺年輕好多，好開心，年紀大跟年紀輕多在一起是很好的」。還未用到的照顧者房，暫時放了電子鼓和結他。「最緊要自己覺得開心，當你在家中感覺良好，接下來的日子也健康多了。」

設施融入家居設計

1. 處處是扶手

從大門走到房間，都有木造傢俱可供攙扶，美觀兼穩當。

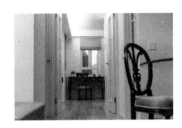

2. 換門鎖

門鎖全換上有把手的，輕力已可開門，方便手握力弱人士。

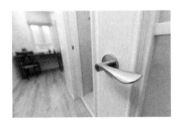

3. 活動空間要寬敞

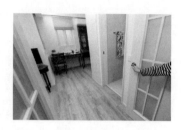

為方便走動，牆壁幾乎都拆掉，走廊要夠寬敞，輪椅也可通過。

4. 柔和燈光

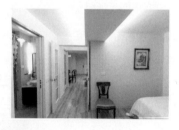

長者視力退化，燈光亮度要足，光源卻要柔和不刺眼，例如以天花燈槽間接照明，取代聚光燈的直接照明。

5. 改燈掣

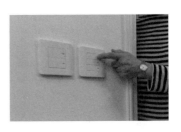

視乎屋主高度及活動能力，燈掣調低高度，在胸口水平一按就可以開關，不用舉高手。

6. 擴大洗手間

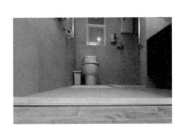

改用趟門，方便打開，發生意外如跌倒時，不會妨礙救援。門檻則改裝成有弧度的石壆，方便輪椅進入，兼備擋水功能。

7. 洗手間扶手

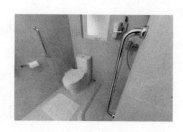

洗手間牆上加裝扶手，上廁所和洗澡也可攙扶。空間擴大了，照顧者有足夠空間幫忙洗澡。

8. 病了也不怕

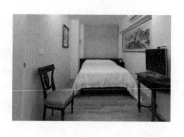

主人房拆掉牆，把兩房打通，放了雙人床後兩側還有空間，有需要時照顧者可以在床邊扶抱。床邊安排好電源插座，日後可放置醫護器材。

9. 為照顧者預備

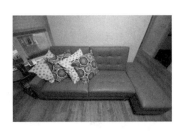

主人房旁邊的小房間以木牆相隔，將來有需要時可以打通，裝上門簾，方便照顧者出入之餘，仍能保留彼此私人空間。客廳換上梳化床，子女隨時想過夜照顧也有地方睡。

STORY
在家平安好走

　　李舜華醫生和歐陽東偉醫生都是香港資深的老人科專科醫生，一直在公立醫院目睹無數長者病人，深知道住屋是能否在香港安心老去的關鍵之一。

　　二人的獨立屋在新界，約千呎的漂亮花園經過精心佈置。「很多植物都是旅行時帶回來，我們都不知道名字。」李舜華笑得很開心：「從峇里帶回來的，就叫峇里；六本木帶回來的就叫六本木。」「整個花園是重新設計的，掘起泥頭，再換新泥，體力少一點也不行。」歐陽東偉在旁邊苦笑。兩人平時各自在醫院，精明能幹獨當一面，此刻在家輕鬆坐著，一唱一和，氣氛很溫馨。

不同年齡不同屋

香港不少人夢想退休後搬進鄉郊，然而交通就會隔涉，買菜、去銀行、探朋友都不方便，鄉村居民反而老了會搬出城市。「我們有想過的。」李舜華果然是醫生：「住屋要視乎身體狀況。」歐陽東偉解釋，40歲時還在供樓，需要投資價值較高的房子，未必可以購買夢想中的獨立屋，因為不易買賣，升值潛力相對有限。「可是當時太太提我，如果退休才住獨立屋，年紀可能已經太大。」

歐陽夫婦於是在四十多歲租下第一間獨立屋，然後也買了獨立屋，一住十年。當時兩人沒試過屋裡有樓梯，就買了三層的，每天上上落落才覺得非常麻煩。「倒一杯水都要上落樓梯，就會變得好懶，所有要拿上樓的東西，先放樓梯口，要拿下來又全

部放樓梯口，於是每次上落都要搬好多東西。」

　　李舜華說，兩人過了 50 歲，買入第二間獨立屋，就由三層變兩層。她瞄了歐陽東偉一眼：「這位先生覺得樓梯的扶手很『困局』，一買下就拆掉所有扶手！所以要看身體狀況，可能只能住到六十多歲，下一間屋就要單一平面，不再上落樓梯。」還有上一間獨立屋沒有想過工人房，但這次有預上這房間，萬一有需要時可住，所以並沒有把所有房間都打通。

硬件軟件都準備

目前的獨立屋,也讓兩人有空間容下更多生活興趣。李舜華喜歡看書,床頭五、六本,廚房廁所各有一本,隨時翻閱;客廳放了鋼琴,還有寫書法的地方;近年她愛上養小鳥,不斷上網找資料。「原來年紀大,也會發展新的興趣。」

歐陽東偉最近跟太太一起學書法:「我小時字好醜,太太自小學書法,就跟她一起學。」「他的字好醜,但老師也誇有性格。」她還沒說完,他就反駁:「是怪,不是醜!」「對啦～」她笑著附和。他還學畫畫,自覺對顏色很敏銳。她收起笑容:「年紀大生活要調整,我是『運動盲』,但過了 50 歲就認真學打羽毛球。」「是請教練一星期學兩晚,真的非常認真!」他補充。

　　慢著——兩人在老人科專科都是領袖人物，帶領不少新計劃，哪有這麼多時間？「以前可能一次過放長假去旅行，現在我們每月都會拿短假期，例如連續放四天，可以打理花園等。每月都有小休息，反而可以繼續長時間工作。」歐陽東偉解釋：「我們也開始計劃退休。」李舜華說公營機構有退休年齡限制，她已計劃會去大學做研究，兼職教書。歐陽東偉也有點希望試試在私人市場的能力，並且可能會進修歷史、社會科學這些求學年代有興趣的科目。

天有不測風雲

入「五」平順，登「六」也有計劃，可是兩位醫生最明白健康不一定如預期，萬一身體欠佳，兩人並沒有孩子可照顧，就成了目前城中最關注的「雙老家庭」：老人照顧老人。兩人已辦好持久授權書，在失去精神健康時，授權可信的人使用財產照顧。「這可信的人，不宜是朋友或兄弟姐妹，大家同年，到時怎照顧？」李舜華因而特意結識年輕朋友，常常一起打球、來家裡玩：「仔女無得選，朋友可以選，並且可以多幾個！」

歐陽東偉一本正經地談起香港人的最後一程。他剛去日本參加研討會，與會者都指出未來是「在宅醫療」，即香港指的家居上門服務。李舜華指出目前的社福服務是給二次大戰前出生的一輩，可是

戰後一代，大多有自己的物業，要求不同了。兩人都認為目前的機構文化和融資方法要改變，增加更多上門服務，達到真正的「居家安老」。

「像我爸爸在美國，可以選擇去復康院舍，也可以回家，政府會把本來花在院舍的錢，改為請護理員提供上門服務。」李舜華說畢，歐陽東偉補充：「在香港津助院舍，每個床位政府要用兩萬多元，這錢可否跟人走，變成護老員上門？」「我想過最差的情況，就是搬回普通的單位，若有一人臥床，另一位身體仍可的，就可以請家傭一齊照顧，再加上門服務，讓我不用去老人院。我希望最後可以在家死亡。」歐陽東偉說。李舜華答得很快：「收到！」

顧全照顧者的感受

　　李舜華繼續說：「所以兩老要好好溝通，不止是種花養魚，不然第二天中風講不到東西，都是有可能的……」 歐陽東偉溫和地打斷：「那你的方案是什麼？」「最好的方案，當然像他一樣，但如果對方的身體不容許，或者精神壓力太大——」李舜華對著記者還沒說完，歐陽東偉馬上插話：「對，院舍都可以的，你放心啊。」

　　「要顧全對方的生活質素和精神壓力，我也願意去院舍的，但希望是水平好少少的院舍。」她講完，他隨即答：「我也一樣，要令到自己的伴侶舒服，不能只有自己舒服。」 她不禁說：「我們在醫院，不時見到病人想回家，可是照顧者會暗暗告訴醫生護士，其實已經很累，沒辦法再在家照顧

了。這是很淒涼的，八九十歲都迴避，把問題交給健康那位去煩惱。」

「不然健康的一位，也不會健康了。」歐陽東偉輕輕點頭。

目前家居可改善的事項

理想中的未來家居

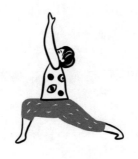

6 ｜ 做運動 防跌倒

疫症這幾年，很多長者少了出門，反而增加跌倒風險。

賽馬會耆智園聯同仁濟醫院社會服務部 —— 社區安老支援及照顧服務、基督教香港信義會、鄰舍輔導會、以及賽馬會流金匯，在 2020 年進行有關長者日間護理服務停止期間，在家照顧長者的情況及影響調查，發現七成受訪者表示長者的認知能力及活動能力轉差，近兩成受訪者表示長者曾跌倒。

運動不足會加快肌肉流失，削弱平衡力，可是有什麼方法能讓長者願意在家運動？

「照顧者大大聲」成員訪問了物理治療師林家寶，他建議三大鼓勵招數：

1. **利誘**：讓長者看到運動的好處，例如做了腿部運動，腳力改善了，是否可去旅行？不一定要遠行，「行得好啲，可以去遠啲的地方飲茶。」

2. **動之以情**：不要一味強迫，可從長者角度出發，告訴他花點時間處理好身體，不單是對自己好，也可減輕身邊照顧者的負擔。

3. **運動不能離地：**治療師是從治療角度釐定治療
   方案，但家人更在意長者日常生活是否開心。
   譬如治療師提出要踏單車，長者可能踏三分鐘
   已不高興，可改為踢波，「你踢一吓、佢踢一吓，
   可能就肯做。」

照顧者大大聲：
疫情身體變差
點讓家人做運動？

影片：

簡易防跌運動

幾個簡單動作，每日密密做，可提升平衡力及肌肉力量，不再易跌倒。

平衡訓練

視覺、聽覺和關節均影響平衡力，大家可先做一個簡單的平衡力測試：嘗試閉眼站立，把左腳放在右腳前面。左腳放回原位，再把右腳放左腳前面。

若能保持站立沒有跌倒，證明身體有足夠平衡力。相反，就要進行簡單訓練，提升平衡力。

1. 企定拋波

- 以不同站姿站立，將球拋向牆，反彈時接著

- 持續做一分鐘，重複三次

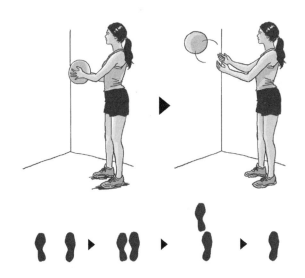

站姿建議：

雙腳分開 → 雙腳合攏 → 腳尖對腳跟 → 單腳

小貼士：完成一種站姿後，換另一種站姿。

2. 腳尖對腳踝行直線

- 腳尖對腳踝向前行

- 剛開始時可以扶著牆邊，熟練後可以放開手行

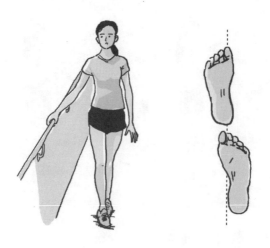

3. 重心訓練

- 坐在椅子前半部，面向前方

- 雙腳打開，約比肩寬再闊一步

- 身體慢慢向前傾，再慢慢向後傾

- 坐好，向左伸直手臂，整個人向左傾，然後右手邊做同樣動作，重複十次，每次停留 10 至 15 秒，每組做三次

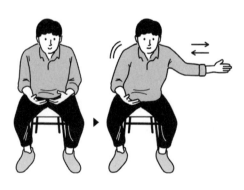

小貼士：近乎跌倒的狀態，可訓練身體肌肉和大腦的感覺，知道面對類似情況該如何反應。

4. 盆腔移動

- 坐在椅子前半部，重心在盆腔肌肉
- 雙腳打開，約比肩寬再闊一步
- 用兩邊臀部如行路般向前「行」少許
- 然後再向後「行」返原位
- 每組做三次

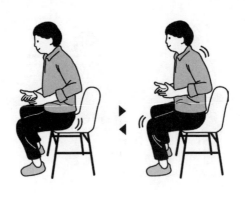

小貼士：如盆腔在走路，向前向後移動，有助感受身體重心位置，強化盆腔肌肉。

5. 起身坐低

- 雙腳半蹲，上半身重心向前

- 慢慢站起，再蹲低

- 每次十下，每組做三次

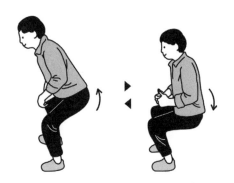

小貼士：鍛鍊髖關節和大腿肌肉，加強平衡力。如行動不便或身體比較虛弱，可站在高椅前或床邊進行。

大人健康課：
平衡練習示範

影片：

力量訓練

強壯的肌肉能保護關節，加強關節和動作的穩定性。力量訓練集中於增強下肢肌肉力量。

1. 坐著抬腿

- 坐在椅子，抬起右邊小腿，與膝蓋成一直線
- 完成後，放下右邊小腿，換左邊小腿，兩邊不斷輪流交替做

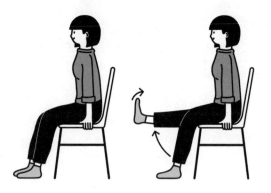

2. 靠牆靜蹲

- 身體靠牆站直,雙腳展開如肩闊
- 慢慢滑下,像蹲坐一樣。深蹲或淺蹲隨個人能力而定。淺蹲如大腿和小腿呈 120 度,深蹲則呈 90 度
- 蹲坐時間因人而異,一般感到腿部肌肉疲倦即可

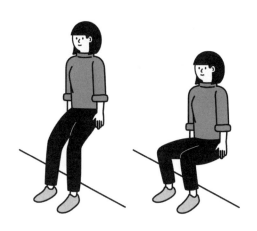

3. 扶椅伸腳

- 站直,雙手扶著一張高度適中的椅子

- 將腿向後伸直約 45 度,保持姿勢 30 秒至一
  分鐘,放下

- 雙腿輪流做,每邊腿做三至五次

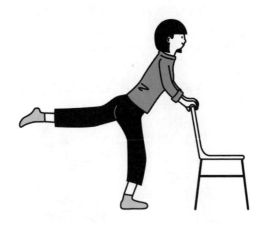

跌倒點算？

　　不慎跌倒，自然反應是立即站起來，但起來前請讓自己鎮定下來，檢視受傷的程度。如可以移動，沿著地板移向牆邊、椅子、梳化或床，慢慢側坐，跪著用力按著傢俱起來；若已不能站起或移動，則需要打電話、按平安鐘或高聲呼救請別人幫助，不要勉強站起，以免再次受傷。跌倒後，即使沒有明顯創傷，若在行動上感到不便或痛楚，均有可能是骨折，需要盡快求醫檢查。

防跌資源

屯門醫院物理治療部

防跌運動單張以圖文講解三款運動,包括
熱身運動、肌肉鍛煉運動及平衡運動。

香港中文大學賽馬會骨質疏鬆預防及治療中心

由物理治療師示範防跌防骨折運動,主要
針對肌力、平衡力及步行能力作訓練。同
時附有做運動前的注意事項。

　　中心也有度身訂造的防跌運動課程,
由物理治療師設計,並由物理治療師或體適
能教練指導。全期課程八堂,每堂兩小時。

電話:2252 8833

聖雅各福群會中西區長者地區中心

中心頻道共有八段防跌肌肉訓練短片，由康體教練講解及示範如何安全及正確地鍛煉下肢肌肉。

基督教家庭服務中心「一耆一會」

中心製作了九段防跌運動短片和一段下肢肌力及平衡力訓練短片，助長者鍛煉大腿四頭肌，改善步行穩定性、增強腰部及下肢力量等。

香港中文大學賽馬會長者髖骨骨折預防計劃

由醫生及醫護人員負責，讓 65 歲或以上的長者了解自己的跌倒和骨折風險，也可以學習做運動改善身體狀況以避免跌倒受傷。計劃內容包括：

- 免費髖骨骨折風險評估
- 免費雙能量 X 光骨質密度檢查（DXA）
- 免費跌倒風險評估，包括視力檢查、血壓檢查、認知能力評估、肌肉力量評估，以及平衡和活動能力評估
- 以 $100 參加運動訓練（可以用醫療券），包括五次家居運動訓練或 12 課小組運動班

由於公開招募名額已滿，計劃不再接受個別人士登記，只接受社福機構及醫生轉介。

電話：2252 8796

照顧筆記

_____

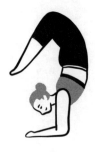

7 | 社區防跌行動

2000 年成立的社區防跌行動,曾於 2008 年在沙田展開一項社區為本的防跌計劃,從設立預防跌倒診所,到走進社區,醫生、護士、職業治療師、物理治療師及社工也參與其中,為不同需要的長者提供運動訓練。

「當時的計劃減低差不多七成半社區跌倒。」香港中文大學矯形外科及創傷學系榮休教授梁國穗說。計劃總成本約 115 萬元,受惠人數約 200 人,每人的成本大約 $5,800。

　　防跌計劃免卻長者因跌倒受傷，亦省下醫療開支。相關報告在 2011 年曾提交醫管局，但當時未有得到回應。梁國穗指這類計劃在香港較難持續，除了資金和人力的問題，在社區推動防跌需要跨政府部門合作，現階段較難繼續做。

　　「我們最初的想法是在社區設立一個模式。」防跌教育在社區推行逾十年，梁國穗覺得已經收到一定成效，「社區上有好多人認同要防跌倒，很多社區中心已經有不同的計劃。」他坦言社區已有其他人可以推動防跌教育，社區防跌行動近年改為將資源投放在曾經跌倒的病人身上，預防他們再次跌倒。

香港中文大學賽馬會骨質疏鬆預防及治療中心

中心現時提供骨質密度評估及治療，即雙能量 X 光骨質密度檢查。另有復康服務及體能活動計劃。除一般物理治療和職業治療外，中心提供家居職業治療服務，當中包括澳洲 LiFE 融入生活防跌功能訓練介入治療，及長者防跌運動班。

「平衡力和肌肉力量是兩大訓練原則。」悉尼大學老年學及職能治療學系教授 Lindy Clemson 指一個好的防跌運動計劃，需要有挑戰平衡力及訓練下肢強度的活動。

LiFE（Lifestyle-integrated Functional Exercise Programme）屬於一種職業治療師的介入治療，將練習融入日常生活習慣，研究指出可以減少三成跌倒。「任何形式都可以，可以很有創意，職業治療師和參與者一起討論怎樣做。」除了較常見的單腳做家務、慢慢從椅子站起、坐著看電視時交替地舉

起左右腳等，Lindy Clemson 笑言抱著嬰兒上下舉動都可以是其中一種練習。

「當你可以熟練地做到本來做不到的練習，就要提高難度。」她希望參與者自發地計劃和記錄活動，在日常生活中找空間和機會去鍛煉平衡力和下肢肌肉力量，當練習成為習慣，隨著參與者的能力提升，跌倒風險自然下降。總結 LiFE 計劃的好處，Lindy Clemson 說：「不但減少跌倒，也讓參與者找回自信。」

中心曾在 2017 年開展長者骨骼健康計劃，模式與社區為本防跌計劃相似。「有些長者其實關注自己的情況，但沒有渠道去開始，不知道自己可以做什麼。」參與計劃的物理治療師林文軒說。

計劃中，每個參與者需要的服務因人而異，成本難以一概而論，中心經理林文珊估計每個參加者的成本由五千至一萬元不等。

電話：2252 8833

「荃」城防跌齊踏步

聖雅各福群會懷愛長者鄰舍中心於 2020 年在荃灣開展社區為本的防跌計劃，舉辦了不同類型的工作坊，包括風險評估、防跌運動班、家居安全講座等。此計劃亦有招募區內居民成為「防跌達人義工」，每月一次探訪行動不便的長者，向他們宣傳防跌資訊。除此之外，他們亦會擺設街站，為長者進行簡易跌倒風險評估及教導防跌知識。

電話：2452 7844

緩痛防跌「近在咫尺」計劃（至 2023 年 2 月）

中國基督教播道會福安堂「耆趣天地」是位於青衣的長者中心，中心於 2019 年開展的緩痛防跌計劃，開放予區內長者參加，內容包括教授長者使用社區健體設施、防跌工作坊及復健運動訓練，如柔力球和健體舞班。

電話：2497 3333

預防再骨折 - 脆性骨折全方位康復計劃

由香港中文大學矯形外科及創傷學系開展，對象是 60 歲或以上、髖關節骨折或手腕骨折病人。計劃分成兩部份，分別是評估和骨折全方位康復計劃。

評估包括骨折康復跟進、骨質密度及肌肉量檢查、活動能力評估、肌肉流失風險評估，以及營養狀況評估。而骨折全方位康復計劃則有運動訓練、服藥狀況跟進及指導，如有需要亦會轉介予專職醫療人員跟進。

目前只有經骨科醫生轉介的沙田威爾斯親王醫院髖關節骨折或手腕骨折病人才可參加。

電話：3505 2756

書籍編輯	陳曉蕾
書籍助理編輯	宋霖鈴
專題編採團隊	蕭煒春、曾文謙、余頴彤
書籍設計	Half Room
插畫	@o_biechu

出版	大銀力量有限公司
	九龍油麻地上海街 433 號
	興華中心 21 樓 03-04 室
	bigsilver.org

發行	大銀力量有限公司
承印	森盈達印刷製作
印次	2022 年 10 月初版
規格	120mm×180mm　148 頁

**BIG SILVER
COMMUNITY
大銀力量**